ARBEITSGEMEINSCHAFT FÜR FORSCHUNG
DES LANDES NORDRHEIN-WESTFALEN

Jahresfeier
am 15. Mai 1957
in Düsseldorf

ARBEITSGEMEINSCHAFT FÜR FORSCHUNG
DES LANDES NORDRHEIN-WESTFALEN

HEFT 83

Walter Kikuth

Die Infektionskrankheiten im Spiegel historischer
und neuzeitlicher Betrachtungen

WESTDEUTSCHER VERLAG · KÖLN UND OPLADEN

ISBN 978-3-322-98199-8   ISBN 978-3-322-98882-9 (eBook)
DOI 10.1007/978-3-322-98882-9

© 1959 Westdeutscher Verlag · Köln und Opladen

Gesamtherstellung: Westdeutscher Verlag ·

Die Infektionskrankheiten im Spiegel historischer und neuzeitlicher Betrachtungen

Von Professor Dr. med. *Walter Kikuth*, Düsseldorf

Wenn auch in Deutschland die großen klassischen Seuchen, wie Typhus, Fleckfieber, Rückfallfieber, Pest, Cholera und Pocken, nahezu von der Bildfläche verschwunden sind, so ist doch die Zahl der Infektionskrankheiten, die heute noch bei uns schwere Schäden hinterlassen und oftmals tödlich enden, ungeheuer groß. Jahrein, jahraus wird ein großer Teil unserer Säuglinge von infektiösen Darmkatarrhen und Lungenprozessen befallen. Die sogenannten Zivilisationsseuchen Scharlach, Diphtherie, Masern, Keuchhusten und die besonders gefürchtete Kinderlähmung fordern jährlich Zehntausende von Opfern. Unsagbares Elend bringt die Tuberkulose mit sich. Beim Säugling bedroht sie unmittelbar das Leben, keine Altersstufe bleibt von ihr verschont, und gerade die Jugend in der Blüte ihrer Jahre ist dieser heimtückischen Krankheit in besonderem Maße ausgesetzt. Staphylokokken- und Streptokokkeninfektionen unterminieren die Volksgesundheit und belasten unseren Sozialhaushalt in geradezu unvorstellbarer Weise.

Wenn wir aber die Welt als Ganzes betrachten, so finden wir in vielen anderen Ländern, die durch den modernen Luftverkehr oft in Stunden oder wenigenTagen zu erreichen sind, auf dem Seuchengebiet eine Situation vor, wie sie bei uns nur in früheren Jahrhunderten vorhanden war. Millionen von Menschen fallen in den sogenannten unentwickelten Ländern jährlich den Infektionskrankheiten zum Opfer; sie werden von den dort lebenden Völkern als schwere Geißel empfunden, der sie mehr oder weniger schutzlos preisgegeben sind.

Die meisten Menschen machen sich bei uns gar keine Vorstellung davon, in welchem Maße in diesen außereuropäischen Ländern die Lebenserwartung in nachteiliger Weise durch die Infektionskrankheiten beeinflußt wird. Man ermißt erst, was es bedeutet, daß in Deutschland und in anderen zivilisierten Ländern das durchschnittliche Lebensalter etwa 70 Jahre beträgt, wenn man weiß, daß in unerschlossenen Gebieten diese Lebenserwartung bei 30 Jahren oder sogar darunter liegt. Zu denjenigen Krankheiten, die zu dieser Reduzierung des Lebensalters ganz wesentlich beitragen, gehören außer den bereits genannten Seuchen vor allen Dingen die sogenannten Tropenkrankheiten, Malaria, Amoebendysenterie, Wurmkrankheiten wie Ankylostomiasis und Bilharziasis, Lepra, Gelbfieber und viele andere. Nicht nur die Lebenserwartung und die physische Gesundheit werden durch diese Krankheiten im negativen Sinne beeinflußt, sondern diese Infektionen sind auch imstande, die geistige Leistungsfähigkeit der erkrankten Menschen herabzumindern.

Ist es deshalb verwunderlich, daß die aufgeklärtesten Geister aller Völker zu allen Zeiten sich mit den Ursachen, dem Kommen und Gehen der Seuchen und ihren Folgen befaßten, die ihre Einbildungskraft und Phantasie in hochgradiger Weise erregten? Diese teils primitiven, teils scharf durchdachten Meditationen fanden ihren Niederschlag in religiösen Vorstellungen, philosophischen Spekulationen und wissenschaftlichen Erkenntnissen.

Seit der Geburt der Menschheit haben die Infektionskrankheiten in der Welt geherrscht und nachhaltig die Geschicke der Völker geprägt. Wenn sie in Gestalt von Seuchen plötzlich in Erscheinung traten und Hunderttausende in kurzer Zeit dahinrafften, glichen sie elementaren Naturkatastrophen, die nicht nur das Leben vieler einzelner Menschen auslöschten, sondern gleichzeitig ganze Völker dezimierten und sie ihrer biologischen Kraft beraubten. Vor diesem unentrinnbaren Schicksal beugten sich die Menschen von Furcht und Schrecken übermannt in ohnmächtiger Resignation. Gleich anderen apokalyptischen Reitern, wie Krieg, Hunger und Tod, galten sie für unabwendbar und wurden entweder als Strafe der Götter oder als Rache von Dämonen empfunden. Derart primitive Vorstellungen sind nicht nur bei vorgeschichtlichen Völkern anzutreffen, sondern auch bei den alten Kulturvölkern, den Babyloniern, Assyrern, Ägyptern und Juden. Sie sind tief im Denken und Trachten der Masse des Volkes verankert, obwohl es immer einzelne führende Persönlichkeiten gegeben haben muß, die andere Ursachen für das Wesen der Seuchen und ihre Entstehung angenommen haben. So ist z. B. das von Moses nach ägyptischem Vorbild angeordnete hygienische Ritual nur mit der Vorstellung zu erklären, daß manche Krankheiten übertragbar und demnach auch zu verhindern seien.

Im Laufe der Jahrhunderte wandelt sich jedoch die Auffasung über die Art und Entstehung der Seuchen. Wir sehen, wie Schritt für Schritt die eine Erkenntnis die andere ablöst und ergänzt und Fortschritte erst langsam von der Jahrhundertwende an in immer schnellerem Tempo erzielt werden, bis wir schließlich zu den auf wissenschaftlicher Grundlage beruhenden Erkenntnissen gekommen sind, die uns für die Zukunft weitere und kühne Ausblicke eröffnen.

Bei den Griechen finden wir die ärztliche Kunst schon auf einem verhältmäßig hohen Niveau, obwohl nicht alle Kenntnisse auf eigenen Erfahrungen beruhen, sondern zum Teil von anderen Kulturvölkern der Urantike übernommen, in ihrem Sinne interpretiert und mit schon bestehenden Anschauungen verschmolzen wurden. *Hippokrates von Kos*, der im fünften Jahrhundert vor Christi lebte und als Vater der wissenschaftlichen Heilkunde bezeichnet wird, hat in seinen 7 Büchern über die Volkskrankheiten auch die älteste rationell begründete Seuchenlehre hinterlassen. Wir finden in seinen Schriften aufschlußreiche Angaben über Malaria, Fleckfieber, Pocken, Pest und Lungenschwindsucht. Viele Krankheiten, die gruppenweise auftreten, werden von ihm auf die Einatmung von mit Miasmen verunreinigter Luft zurückgeführt. Unter dem Begriff Miasma verstand er ein „krankhaftes Sekret", das der menschlichen und tierischen Natur feindselig entgegentritt und vom Körper mit der Luft eingeatmet imstande ist, im Organismus Fäulnisprozesse, d. h. Krankheiten, zu erzeugen.

Bis weit ins neunzehnte Jahrhundert hat sich die von *Hippokrates* aufgestellte Miasmalehre für den Hospitalbrand und die Puerperalinfektion erhalten und seine Auffassung von der Entstehung des Fleckfiebers sogar bis zum Beginn des ersten Weltkrieges. Denn man konnte ja leicht feststellen, wie diese Krankheiten aufflammten, wenn in engen, schlecht gelüfteten Räumen eine große Zahl von Gefangenen, Verwundeten oder Wöchnerinnen zusammengepfercht leben mußte. Auch Diphtherie und Erysipel galten bei vielen Ärzten vor noch nicht allzu langer Zeit als eine Folge der Einatmung von faulen Gasen. Der Typus einer rein miasmatisch bedingten Krankheit war stets die Malaria oder das Sumpffieber, bei dem nie eine Ansteckung von Mensch zu Mensch zu beobachten war. Schon der italienische Name „mal aria" oder der deutsche Name „Sumpffieber" weist darauf hin, daß man die Entstehung dieser Krankheit durch die Einatmung verdorbener Luft erklärte.

Auf Grund dieser Anschauung sind von *Hippokrates* bereits praktische Maßnahmen, z. B. Räucherungen zur Bekämpfung der Malaria, in die Wege geleitet und durchgeführt worden. Derartige Maßnahmen werden auch heute angewandt, trotzdem die Miasmalehre der Malaria längst widerlegt worden ist und man weiß, daß die Malaria durch weibliche Anophelesmücken übertragen wird. Mit dem DDT und entsprechenden sogenannten kontaktinsektiziden Präparaten, die verstäubt werden, ist nach dem zweiten Weltkrieg die Malaria in vielen Gebieten der Welt, z. B. in den USA, Spanien, Italien und anderen europäischen Ländern, nicht nur eingedämmt, sondern nahezu ausgerottet worden. Die Weltgesundheitsorganisation hat sich sogar zum Ziele gesetzt, mit Hilfe dieser Mittel und therapeutischer Maßnahmen in den nächsten 25 Jahren in Europa, Australien, Amerika und vielen Ländern Asiens die Malaria zum Erlöschen zu bringen. Die technischen und wirtschaftlichen Voraussetzungen sind hierfür vorhanden.

Die Miasmalehre, allerdings in einem ganz neuen Gewand, hat heute noch bei der Influenza und anderen durch die Luft übertragbaren Viruserkrankungen eine gewisse Berechtigung.

Hippokrates hat aber auch viele Infektionskrankheiten auf schlechte Beschaffenheit des Trinkwassers zurückgeführt, eine Lehre, die ebenfalls heute noch zu Recht besteht, denn viele Erkrankungen, wie Typhus, Cholera, epidemische Kinderlähmung, Virusgelbsucht und andere Infektionen werden durch verunreinigtes Wasser, wenn es getrunken wird, ausgelöst.

Eine andere große Gestalt der Antike mit intuitivem ärztlichem Denken ist der Philosoph und Naturforscher *Aristoteles,* der mit seinen Lehren das medizinische Denken Europas und somit der Welt vor anderthalb Jahrtausenden befruchtete. Seine Erkenntnisse verdankt er seiner einzigartigen Beobachtungsgabe und einer ihm eigenen Fähigkeit für scharfsinnige ideenreiche Deduktionen. So hat er die Feststellung gemacht, daß es eine Reihe von Krankheiten gibt, zu denen Schwindsucht, Trachom, Krätze und Aussatz gehören, welche von kranken auf gesunde Menschen übertragbar sind. Er vertrat auch die Anschauung, daß die von Pestkranken verunreinigte Luft, die von gesunden Menschen eingeatmet wird, imstande sei, Lungenpest bei den Gesunden auszulösen.

Manche seiner naturwissenschaftlichen Betrachtungen sind inzwischen längst widerlegt. Für ihn war die Frage nach der Seuchenentstehung besonders interessant, und er hat für dieses für ihn letzten Endes ungeklärte Naturphänomen die Konstellation der Gestirne am nächtlichen Himmel verantwortlich gemacht. Diese Auffassung erscheint uns heute, wissenschaftlich betrachtet, unhaltbar, obwohl das Kommen und Gehen von Seuchen und ihr periodisches wellenartiges Auftreten im Laufe von Jahren und Jahrzehnten uns heute noch rätselhaft sind und kosmische Einflüsse nicht mit Sicherheit ausgeschlossen werden können. *Aristoteles* hat sich auch mit dem Problem der Urzeugung befaßt, das, wie wir sehen werden, immer wieder mit der Entstehung und dem Wesen der Infektionskrankheiten in Verbindung gebracht wird. Auch auf diesem Gebiete ist er nicht frei von Irrtümern gewesen. Er nahm an, daß das Leben aus dem Nichts entstehen könne. Jeder trockene

Körper, der feucht wird, und jeder feuchte Körper, der trocken wird, so lehrte er, könne sich in Tiere verwandeln. Nach seiner Ansicht kamen die Blumenfliegen aus dem Blütentau, die holzbohrenden Insekten aus dem Holz und schließlich die Eingeweidewürmer aus dem Darminhalt.

Zur Zeit des römischen Weltreiches wurde die ärztliche Wissenschaft vorwiegend von Griechen gepflegt und gefördert, die in der damaligen Welt eine ähnliche Rolle spielten wie die Deutschen nach dem zweiten Weltkriege, die als Beutephysiker, Chemiker und Techniker in den USA und Sowjetrußland verpflichtet wurden.

Der bekannteste griechische Arzt dieser Ära von hohem wissenschaftlichem Niveau war *Galenos*, der im zweiten Jahrhundert vor Christi die meiste Zeit in Rom verbrachte und dort seine ärztliche Kunst ausübte. Mit der ihm damals zur Verfügung stehenden Denkweise versuchte er, den Begriff von Gesundheit und Krankheit näher zu definieren und die bisher überlieferten medizinischen Kenntnisse der Antike im Rahmen einer wissenschaftlichen Betrachtung zusammenzufassen. Er hat die Medizin auf Jahrhunderte befruchtet und war nicht nur ein glänzender Anatom, Physiologe, Pathologe und Kliniker, sondern auch ein ganz hervorragender Epidemiologe. Seine schriftstellerische Produktivität ist selbst für die heute publikationsfreudige Zeit erstaunlich groß, er hat nämlich 389 medizinische Werke geschrieben. Wahrscheinlich stammen nicht alle von ihm selbst, sondern eine ganze Reihe von seinen Schülern.

Bei seinen epidemiologischen Betrachtungen übernimmt er die Miasmalehre von *Hippokrates*, die er jedoch nach seinem Gutdünken modifiziert und ergänzt. Nach seiner Auffassung entstehen Miasmen aus unbeerdigten Kadavern von Tieren oder erheben sich aus Ausdünstungen von Sümpfen. Das Entstehen der Miasmen wird nach ihm durch Hitze begünstigt. Heute würden wir statt dessen sagen „aktiviert".

Zusätzlich wird aber noch ein anderer Begriff in seine Seuchenlehre eingebaut, nämlich der Begriff des „contagium". Darunter versteht er die Berührung des Menschen mit dem krankheitserzeugenden Agens, nämlich den Miasmen. Darüber hinaus unterscheidet er, was für uns besonders interessant ist, neben dem Anteil des miasmatisch-atmosphärischen Einflusses, was dem Erregerbegriff der heutigen Zeit entsprechen würde, den Anteil des empfänglichen Körpers. Diese Theorie ist für uns geradezu modern. Denn die letzten Jahrzehnte haben uns die Erkenntniss gebracht, daß bei den meisten Infektionskrankheiten nicht die Erreger allein, sondern die Anfälligkeit bzw. Empfänglichkeit der befallenen Lebewesen eine wesentliche Rolle beim Zustandekommen einer Erkrankung spielt. Zwar kommt es sehr häufig zu einer Infektion, d. h. der Funke springt über, aber in der Regel nur ausnahmsweise zu einer Infektionskrankheit, d. h. zu einer lodernden Flamme. Diese Relation ist bei den verschiedensten Krankheiten natürlich sehr verschieden, aber bei keiner darf sie ganz außer acht gelassen werden. Das beste Beispiel hierfür ist die Poliomyelitis, die epidemische Kinderlähmung, von der wir wissen, daß auf einen klinischen Krankheitsfall 30—40, ja unter Umständen 400—500 latente Infektionen kommen, die übersehen oder nicht erkannt werden, weil sie ohne Symptome verlaufen.

Mit dem Zusammenbruch des römischen Weltreiches fielen auch die Erkenntnisse der Antike mehr oder weniger der Vergessenheit anheim. Das Mittelalter ist zwar eine Zeit, welche das abendländische Denken normte und die Kunst auf vielen Gebieten zur höchsten Blüte entfaltete. Für die Medizin ist es aber eine Zeit des Rückschritts. Hüter und Bewahrer der Medizin waren arabische Ärzte, die aus dem von Byzanz beherrschten Morgenlande stammten. Sie widmeten sich mehr der Lehre und weniger der Forschung. Sie waren gewissermaßen die Fackelträger der antiken Heilkunst, die von Hippokrates, Aristoteles und Galenos begründet worden war.

Einer der berühmtesten arabischen Ärzte dieser Zeit war *Avicenna*, mit seinem richtigen Namen Abu Ali Ibn Sina, ein Mann persischer Abstammung. Er lebte von 980—1037 und gilt als Fürst der Ärzte des Mittelalters. Mit seinem reichen Wissen entfaltete er eine große literarische Tätigkeit. In seiner Schrift „canon medicinae" beschäftigt er sich eingehend mit fieberhaften Infektionskrankheiten, aber er bringt in Wirklichkeit nichts Neues, denn unter dem Einfluß der alles beherrschenden Scholastik war ein Fortschritt undenkbar.

Für uns ist *Avicenna* aber deshalb von Interesse, weil er der erste war, der auf zwei sehr verbreitete Wurmkrankheiten hinwies, auf den Medinawurm (Dracunculus medinensis) und den Hakenwurm (Ancylostoma). Der Medinawurm ist der Erreger einer seit Jahrtausenden im tropischen Afrika und Asien verbreiteten Krankheit, und die Hakenwurmkrankheit herrscht in fast allen tropischen Ländern; sie gehört zu den verbreitetsten Krankheiten der Welt, an der etwa 700—800 Millionen Menschen leiden, d. h. mit anderen Worten, fast ein Drittel der gesamten Menschheit.

Ein anderer bedeutender Arzt ist *Rhazes*, der um das Jahr 900 lebte und wirkte. Er hat die erste zusammenfassende Monographie über die Pocken verfaßt, diejenige Krankheit, welche neben der Pest von Zeit zu Zeit einen großen Teil der europäischen Menschheit dahinraffte.

Im großen und ganzen gesehen ist jedoch das Mittelalter, wie schon gesagt, eine Zeit des Rückschritts. Vorwiegend galten dämonische Kräfte als Urheber derjenigen Leiden, bei denen eine Umweltursache nicht zu ermitteln war. Man erging sich in endlosen scholastischen Disputationen und verließ sich mehr auf die Konstellation der Gestirne als auf eigene Beobachtungen.

Die Erstarrung auf geistigem Gebiete wurde erst im 16. Jahrhundert durchbrochen, als überall sich neues Leben regte und das medizinische Denken aus einem jahrtausendlangen Schlaf erwachte.

Die ersten medizinischen Fortschritte, die wir mit der Neuzeit in Verbindung bringen, sind die Lehren des *Gerolamo Fracastoro*, dessen Schaffensperiode in die erste Hälfte des 16. Jahrhunderts fällt und der in Verona lebte und wirkte. Seine Arbeit und sein Ideenreichtum wurden beflügelt durch den geistigen Umbruch, den die Renaissance und der Humanismus auf allen Gebieten der Kunst und der Wissenschaft auslösten. Es war nur zu verständlich, daß auch ein verstärktes Interesse für alle naturwissenschaftlichen Fragen geweckt wurde.

Fracastoro ist einer der größten Naturforscher und Ärzte gewesen, dessen Erkenntnisse sich bis auf die neueste Zeit ausgewirkt haben.

Im Jahre 1500 hatte man eine ganz neue Krankheit kennengelernt, die bisher in Europa unbekannt gewesen war. Besonders charakteristisch für diese Krankheit war die Tatsache, daß sie vorwiegend durch den Geschlechtsverkehr von einem Menschen auf den anderen übertragen wurde. Fracastoro hat sich mit den Symptomen und der Übertragungsweise dieser Krankheit, der er den Namen „Syphilis" gab, sehr eingehend befaßt. Seine gewonnenen Beobachtungen, Erkenntnisse und Schlußfolgerungen hat er in einer Schrift niedergelegt, die unter dem Titel „De contagione" im Jahre 1546 in der Öffentlichkeit erschien. In der damaligen Zeit erregte der Inhalt dieser Arbeit großes Aufsehen.

In seiner Schrift vergleicht Fracastoro den Ansteckungsstoff mit Samenkörnern und hält ihn, was für die Menschen der damaligen Epoche geradezu revolutionierend wirkt, für etwas Lebendes. Den Ansteckungsstoff dürfe man nicht, wie es früher geschah, mit Dünsten bzw. Miasmen gleichsetzen, weil es sich hier um lebende Gebilde handle. Die Ansteckung mit diesen Samenkörnern könne nach seiner Ansicht auf dreierlei Weise erfolgen:

1. unmittelbar durch Berührung beim Umgang mit dem Kranken, also mit anderen Worten durch direkten Kontakt,
2. indirekt, nach der Ausdrucksweise von Fracastoro „durch Ansteckung auf dem Wege der Zündung". Die Samen blieben an Kleidern oder äußeren

Gegenständen haften, um zu gegebener Zeit durch Berührung auf gesunde Personen übertragen zu werden, und schließlich könne
3. die Ansteckung durch die Luft erfolgen, ohne daß direkt oder indirekt ein Kontakt des gesunden mit den kranken Menschen stattfände.

Diese von ihm inaugurierte Seuchenlehre entspricht weitgehend unserer heutigen Auffassung, obgleich noch ein weiter Weg zurückgelegt werden mußte, bis sie sich durchsetzte, denn Fracastoros Lehre blieb bis vor einem halben Jahrhundert nicht unangefochten.

Erst die Entdeckung der Mikroorganismen Ende des 19. Jahrhunderts hat in einer erstaunlichen Weise die Beobachtungen und scharfsinnigen Schlußfolgerungen dieses großen Forschers und Arztes bestätigt.

Darüber hinaus sind von *Fracastoro* noch eine Reihe von anderen richtigen Beobachtungen gemacht worden. Als Ursache der Pest hat er ebenfalls einen Ansteckungsstoff in Betracht gezogen und den Einfluß der Gestirne auf die Entstehung der Pest grundsätzlich in Abrede gestellt.

So groß die Fortschritte im Zeitalter des Humanismus auf der einen Seite auch waren, so hat man auf der anderen doch noch an vielen Vorurteilen festgehalten. Der Begriff der Urzeugung wurde erneut lebhaft diskutiert und erlebte im Sinne *Aristoteles'* eine Auferstehung. Wissenschaftler behaupteten noch im 17. Jahrhundert, daß aus Mehl und schmutziger Wäsche Mäuse entständen, wenn sie in einem Gefäß zusammengebracht würden. Andere Gelehrte gaben Anweisungen für die Erzeugung von Fröschen aus dem Schlamm der Sümpfe und für Aale aus dem Wasser der Flüsse.

Erst in der zweiten Hälfte des 17. Jahrhunderts lieferte der Italiener *Francesco Redi* den Beweis, daß die Maden im faulenden Fleisch von Eiern herrühren, welche die Fliegen darin niederlegen. Offensichtlich hatte man bisher Ursache mit Wirkung verwechselt, was auch heute noch in manchen wissenschaftlichen Arbeiten geschieht. Der Beweis wurde von *Redi* (1624—1694) experimentell mit einfachen Mitteln erbracht. Er umgab das Fleisch mit einer feinen Gaze, und es blieb daraufhin frei von Maden.

Ende des 17. Jahrhunderts erfolgte eine der wichtigsten technischen Umwälzungen, welche die Naturwissenschaft in ungeahnter Weise förderte; nämlich die Einführung des Mikroskops, das eine außerordentliche Erweiterung des menschlichen Sehvermögens erlaubte. Es handelte sich natürlich damals nicht um ein hochwertiges optisches Mikroskop, wie es uns heute zur Verfügung steht, sondern um zusammengesetzte Lupen mit einer aufsehenerregenden Schärfe für die damalige Zeit. An diesem Beispiel läßt sich, wie an vielen anderen, deutlich zeigen, daß einerseits der Fortschritt der Wissenschaft von der Verbesserung der technischen Hilfsmittel abhängig ist, andererseits aber auch bedeutende Männer mit sehr unvollkommenen Hilfsmitteln große Entdeckungen machen können.

Mit Hilfe dieser Lupen und Linsen erwarb sich der holländische Botaniker van *Leeuwenhoek* (1662–1723) unsterblichen Ruhm. Von Hause besaß er zwar keine wissenschaftliche Vorbildung, aber er verfügte über ein ausgezeichnetes Beobachtungsvermögen, das ihn, beflügelt von seinem Fleiß, befähigte, grundlegende Entdeckungen zu machen.

Er schliff seine Linsen aus feinem Glas selbst und stellte sie auch selbst zusammen. Mit diesem Verfahren gelang es ihm, 270fache Vergrößerungen zu erreichen, die ihm erlaubten, viele Dinge zu sehen, die vorher dem menschlichen Auge verborgen waren. Er sah als erster Bakterien und Protozoen, ohne allerdings damals zu ahnen, daß zu diesen Gebilden auch die Krankheitserreger gehören.

Er beschrieb alles, was er sah, mit einfachen Worten, aber mit erstaunlicher Klarheit und Objektivität. Die ersten Mitteilungen seiner Beobachtungen gelangten an die Royal Society nach London, wo sie auch heute noch eingesehen werden können. Er stand im Briefwechsel mit den aufgeklärtesten Menschen seiner Zeit, mit *Isaak Newton* und *Leibniz*.

Seine Entdeckungen eröffneten den Wissenschaftlern eine neue Welt der Kleinlebewesen und bedeuteten das erste zaghafte Eindringen in die Welt des Mikrokosmos.

Mit der Erfindung des Mikroskops erhielt die Lehre von der Urzeugung einen neuen starken Impuls. Denn man sah ja in den Heuaufgüssen und anderen Infusionen, wenn man sie mikroskopisch betrachtete, die Infusorien, die sog. Urtierchen, wie sie entstanden, lebten, sich bewegten und sich vermehrten. Erst der Abbé *Spalanzani* widerlegte experimentell diesen Irrtum. Er brachte Pflanzenaufgüsse in einen Glaskolben, versiegelte ihn und tat ihn für eine kurze Zeit in kochendes Wasser. Dann ließ er ihn monatelang liegen, und als er ihn öffnete, fand sich im Kolben keine Spur von Leben mehr. So überzeugend und einfach dieses Experiment auch ist, *Spalanzani* hat sein ganzes Leben hart um die Anerkennung seiner Befunde ringen müssen.

Jetzt wollen wir gleich ein Jahrhundert überspringen und über die Schwelle der neuen Zeit treten. Am Anfang dieser Epoche müssen wir *Jakob Henle* in den Blickpunkt unserer Betrachtungen stellen. *Jakob Henle* gehört zu den einfallsreichsten Hochschullehrern der Medizin des 19. Jahrhunderts. Er hielt anatomische, physiologische, klinische und allgemeine pathologische

Vorlesungen. Er verstand, seine Gedanken spannend und klar vorzutragen. In seinen Jugenderinnerungen sagt der große Kliniker *Adolf Kussmaul* von ihm: „Er wagte sich ohne Scheu an die höchsten Probleme der medizinischen Wissenschaft; wo reife Früchte noch nicht zu pflücken waren, griff er zu unreifen und präsentierte sie verführerisch auf silbernen Schalen."

Zu *Henles* Lebzeiten gelang es, auf dem Gebiete der Biologie zu neuen grundlegenden Erkenntnissen vorzudringen, die auch die Medizin in starkem Maße beeinflußten. Auf der Lehre von der Pflanzenzelle des Botanikers *Schleiden* fußend, begründete *Schwann* die Lehre von der tierischen Zelle. Dem Werke *Henles* „Allgemeine Anatomie" wird diese fruchtbare Idee der *Schwann*schen Zellenlehre zugrunde gelegt. Der Einfluß seines Buches auf die Weiterentwicklung der Medizin war vielleicht ebenso groß wie der von *Liebigs* Schriften auf die Chemie.

In seinem Buche ist das Kapitel über Miasmen und Contagien besonders interessant. Auch hier möchte ich wieder *Adolf Kussmaul* zitieren: „Gestützt auf die damals noch so dürftigen Kenntnisse der Parasitenlehre versuchte *Henle,* mit erstaunlichem Scharfsinn der Ursache der Seuchen auf die Spur zu kommen. Mit prophetischem Blick versuchte er, ihre parasitische Natur zu beweisen, und seine Hypothese ist – wenigstens für die Mehrzahl der Seuchen – zur feststehenden Tatsache geworden."

Henle vertrat nun sehr überzeugend seine Lehre vom lebenden Ansteckungsstoff, den er als „contagium animatum" bezeichnete. Zu dieser Zeit waren bereits mit besseren Mikroskopen die Erreger der Krätze, des Favus und der Soor entdeckt worden. Er definierte die Begriffe, nach denen die bei kranken Menschen gefundenen Mikroorganismen als Erreger der betreffenden Krankheiten angesehen werden dürfen. Nur solche Kleinlebewesen können als Krankheitserreger bezeichnet werden, die sich regelmäßig in den Krankheitsprozessen finden lassen, aus ihnen rein, d. h. ohne Beimengung von Zellen, isoliert werden können, und wenn sie dann wieder auf empfängliche Menschen oder Tiere übertragen werden, zur Auslösung der betreffenden Krankheit führen.

Diese Theorie wurde von *Jakob Henle* 1840 verkündigt. Zu gleicher Zeit leitete ein Obermedizinalrat des Königsreichs Bayern, der auf die Besetzung der ärztlichen Stellen und Professuren oft entscheidenden Einfluß ausübte, die Krankheiten aus dem Sündenfall ab und behandelte sie mit den Gnadenmitteln der Kirche *(Kussmaul).*

Neun Jahre später ist zum ersten Mal für diese hypothetischen Forderungen *Henles* der experimentelle Beweis erbracht worden, und zwar von dem praktischen Arzt *Alois Pollender,* einem Sohn des Bergischen Landes. Es gelang ihm als erstem, den Milzbrandbazillus mit Hilfe des Mikroskops aufzuspüren. Diese Entdeckung machte er neben seiner praktischen Tätigkeit in der Freizeit. Seine Lieblingsbeschäftigung war, mit leidenschaftlichem Eifer dem contagium animatum *Henles* auf die Spur zu kommen. Die Milzbrandbazillen sind von ihm richtig und ausführlich beschrieben worden, doch konnte er den Beweis ihrer Erregernatur nicht erbringen, weil damals die Technik der Reinkultur noch nicht entwickelt worden war. Der Ruhm, den Milzbrandbazillus gefunden zu haben, kann ihm jedoch nicht genommen werden. Mit dieser Entdeckung hat er den Grundstein für die moderne Bakteriologie gelegt, deren Bau *Robert Koch* später vollenden sollte.

Kurze Zeit später tritt ins Scheinwerferlicht der wissenschaftlichen Welt *Louis Pasteur,* einer der begnadetsten und erfolgreichsten Forscher. Ihm verdankt die Menschheit in ihrer Gesamtheit mehr als den größten politischen Kämpfern und militärischen Feldherren. Von Hause war er nicht Mediziner, sondern Chemiker. Die bedeutendste seiner Entdeckungen ist die experimentell erworbene Erkenntnis, daß zwei der grundlegendsten Naturphänomene, nämlich Gärung und Fäulnis, auf die Tätigkeit von Mikroorganismen zurückzuführen sind. Angeregt von *Robert Koch* hat *Pasteur* sich auch intensiv mit den verschiedensten Seuchenerregern beschäftigt und bahnbrechende Pionierarbeit auf dem Gebiete der Seuchenbekämpfung geleistet.

Die Lehre *Pasteurs,* daß Fäulnis durch Lebenstätigkeit von Mikroorganismen ausgelöst wird, führte bei der Bekämpfung übertragbarer Krankheiten zu einem umwälzenden Fortschritt, und zwar war dieser Fortschritt besonders deutlich in der Chirurgie nach Einführung der Antisepsis durch *Lister.* Fäulnis der Wunden und Wundinfektionen zu verhindern, mußte, wenn *Pasteurs* Anschauungen richtig waren, möglich sein, falls es gelang, die Verschmutzung der Wunde zu verhindern. Die Maßnahmen, die in der Praxis von *Lister* unternommen wurden, führten zum vollen Erfolg, und es dauerte keine 10 Jahre, bis sich diese Methode der Antisepsis die Welt erobert hatte. Später ist die Asepsis an die Stelle der Antisepsis getreten, denn schon zwei Jahrzehnte vorher hatte *Semmelweis* gezeigt, daß das Wochenbettfieber, an dem damals auch in gut geleiteten Kliniken fast 12 % der Gebärenden starben, sich vermeiden läßt, wenn der Geburtshelfer seine Hände möglichst frei von Infektionsstoffen hält und sie vorher desinfiziert.

Es ist tragisch, daß dieser Hospitalismus, der mit der Antisepsis und Asepsis in seine Schranken gewiesen werden konnte, auf dem Gebiet der Staphylokokkeninfektionen in den letzten 2–3 Jahren eine Auferstehung in neuer Form erlebt, auf die ich noch zu sprechen kommen werde, und uns zur Zeit große Sorge bereitet.

Mit *Robert Koch,* dem genialen Begründer der Bakteriologie, beginnt ein neues Zeitalter der Seuchenlehre. Als Amtsarzt in sehr bescheidenen Verhältnissen seinen Forschungen nachgehend, gelang es ihm, mit einfachen, aber doch bewundernswerten Hilfsmitteln Milzbrandbazillen außerhalb des kranken Organismus in Reinkultur zum Haften und zur Vermehrung zu bringen und sie auf künstlichen Nährböden in vielen Generationen weiterzuzüchten. Wurden Tiere mit einer Reinkultur von Milzbrandbazillen infiziert, so erkrankten sie am typischen Milzbrand. Es gelang ihm also, den ganzen Entwicklungskreislauf der Milzbrandbazillen einschließlich der Sporenbildung aufzuspüren, und damit hat er dem von *Henle* geforderten Postulat experimentelle Beweiskraft verliehen.

Robert Koch führte die Züchtung der Bakterien auf festen Nährmedien als allgemeine Methode in die Bakteriologie ein und schuf damit ein zuverlässiges Verfahren, verschiedene Bakterienarten voneinander zu trennen und die einzelnen Arten zu isolieren. Damit wurden die Wege für weitere Entdeckungen und Fortschritte in der Bakteriologie freigelegt. Im Jahre 1882 teilte er das Ergebnis seiner Untersuchungen über die Tuberkulose in der Berliner Physiologischen Gesellschaft mit. Der „Tuberkelbazillus" war entdeckt, die Schwindsucht als Infektionskrankheit erkannt. Es war von nun an zu hoffen, daß sie zu verhüten, ja vielleicht zu heilen war. Kochs Name war in der ganzen Welt, wie der keines anderen Arztes vor und nach ihm, schlagartig bekannt, und seine vielen Schüler im In- und Ausland mehrten seinen Ruhm. In schneller Folge wurden die Erreger der meisten Infektionskrankheiten entdeckt.

Gemeinsam mit Frosch gelang es *Löffler,* einem Schüler *Robert Kochs,* mit besonderen Methoden den Erreger der Maul- und Klauenseuche zu entdecken, der lichtmikroskopisch nicht sichtbar und infolge der Kleinheit seiner Dimensionen durch bakteriendichte Filter filtrierbar ist. Heute kennen wir eine große Anzahl dieser Gebilde, die wir als Virusarten bezeichnen und die als Erreger zahlreicher, zum Teil sehr gefährlicher Krankheiten bei Mensch, Tier und Pflanze angesehen werden müssen.

Die Viren, deren kleinste Vertreter einen Durchmesser von 8–12 mμ haben, unterscheiden sich von den Bakterien und Protozoen zwar durch ihre Kleinheit, die früher als Kriterium herangezogen wurde, aber viel wichtiger ist, daß sie nicht über einen eigenen Stoffwechsel verfügen und bei ihrer Vermehrung auf den Stoffwechsel ihrer Wirtszellen angewiesen sind, in den sie sich einschalten und den sie für ihre eigenen Zwecke ausnutzen. Als obligate Zellschmarotzer führen sie ein „geborgtes Leben" *(Laidlow)*. Außerhalb der lebenden Zelle lassen die Viren als rein statische Gebilde keine Kennzeichen des Lebens erkennen.

Im Jahre 1936 gelang es *Stanley*, aus dem Saft viruskranker Tabakpflanzen einen kristalloiden Eiweißkörper zu isolieren, dessen Infektiosität nach Umkristallisation, Fällung mit Ammoniumsulfat und Dialyse erhalten blieb.

Im vergangenen Jahr sind solche kristallinen Virusaggregate nicht nur bei Pflanzen, sondern auch bei menschlichen Viruserkrankungen festgestellt worden, und zwar beim Virus der Poliomyelitis *(Schwerdt* und *Schaffner)*. Es ist damit das erste Mal gelungen, ein menschenpathogenes Virus zu kristallisieren. Später wurde dann noch das Coxsackie-A-Virus in kristalliner Form gewonnen; auch hier handelt es sich um einen Erreger menschlicher Erkrankungen. Darüber hinaus ist es *Schramm* vom Max-Planck-Institut in Tübingen geglückt, die Moleküle des Tabakmosaikvirus chemisch zu zerlegen und wieder zusammenzufügen, allerdings waren die zusammengesetzten Stäbchen nicht mehr infektiös. Anscheinend ist für die Infektiosität Nukleinsäure notwendig, denn es gelingt, durch Extraktion mit Phenol das Protein vollständig von der Ribonukleinsäure abzutrennen, wobei sich die proteinfreie Ribonukleinsäure als infektiös erweist *(Schramm* u. Mitarbeiter, 1956).

Schramm und Mitarbeiter nehmen an, daß die Proteinhülle nur dem Schutz und der Stabilisierung des empfindlichen Nukleinsäurekerns dient, während für die Vermehrung allein die Ribonukleinsäure verantwortlich ist.

Mit diesen Entdeckungen eröffnet sich ein neues Blickfeld auf die allgemeine Biologie, das mit der Frage nach der Urzeugung in Verbindung gebracht werden kann. Es erscheint uns auf den ersten Blick kaum vorstellbar, daß ein Eiweißmolekül von Kristallcharakter, mit dem sich chemische Reaktionen durchführen lassen, Lebenseigenschaften haben soll. Müssen wir uns hier nicht die Frage stellen, ob wir bei diesen Viruskristallen an der Grenze der belebten zur unbelebten Materie stehen?

Auf der einen Seite besitzen die Viruskristalle eiweißartiger Natur von hohem Molekulargewicht eines der wichtigsten Kennzeichen des Lebens, nämlich die Vermehrungsfähigkeit. Auf der anderen Seite fehlt ihnen der Stoffwechsel, der als Merkmal des Lebens angesehen werden muß. Vorläufig können wir die gestellte Frage nicht beantworten und werden dazu vielleicht niemals in der Lage sein, denn es gibt keine gültige Definition des Lebendigen, weil sich der Begriff des Lebens jeder naturwissenschaftlichen Bestimmung entzieht.

Damit sind wir am Schluß der historischen Betrachtungen. Werfen wir nochmals einen kurzen Blick zurück auf die Antike: Ist es nicht erstaunlich zu hören, daß die Vorstellung der Infektionserreger und der Infektion mit klaren Worten bereits von dem römischen Historiker *Varro* (116 vor Christi) formuliert worden ist? Er sagt: „Es wachsen kleine Lebewesen, welche unsere Augen nicht wahrnehmen können und welche durch Mund und Nase in den Körper eindringen und schwere Krankheiten hervorrufen." Die um die Jahrhundertwende eingeleitete Epoche der ätiologischen Seuchenforschung und -bekämpfung hat eine stürmische Entwicklung genommen und steht gerade jetzt in einer dynamischen Phase des Fortschritts, die sich zum Wohle der leidenden Menschheit auswirken kann. Diese Entwicklung ist nicht nur befruchtet, sondern überhaupt erst möglich durch die ins Gigantische wachsende Technik, welche die potentielle Schöpfungsenergie in genetische umwandelt und damit das menschliche Leben auf allen Gebieten zu höheren Daseinsformen führen kann, leider aber auch, wie wir alle wissen, zur Zerstörung menschlichen Lebens in einem geradezu unvorstellbaren Umfang beizutragen vermag, wenn Moral und Ethik mit diesen naturwissenschaftlichen und technischen Fortschritten nicht in Einklang gebracht werden können.

Im Rahmen dieses Überblicks ist es mir nicht möglich, auf einzelne Marksteine dieser Entwicklung näher einzugehen und die Namen und Taten all derjenigen Forscher zu nennen, die in den letzten Jahrzehnten Grundlegendes zum stolzen Bau der Seuchenforschung beigetragen haben. Nur einige leuchtende Beispiele möchte ich kurz erwähnen: Zu ihnen gehören die großen Erfolge der Diphtherie-Schutzimpfung, die von *Emil von Behring* entwickelt wurde, der als Retter der Kinder von dieser Krankheit gepriesen wird. Hierzu zählt die von *Paul Ehrlich* begründete Chemotherapie, die uns nicht nur die erste wirksame Waffe gegen die Syphilis gegeben hat, sondern auch zu kaum erhofften Erfolgen auf dem Gebiete der Tropenmedizin führte. Der uralte Wunsch der Ärzte, die Ursachen der Krankheit zu beseitigen, ging damit in nie erhofftem Ausmaß in Erfüllung. Noch vor einem halben Jahrhundert waren die Tropenkrankheiten für die in den warmen Zonen lebenden Völker eine kaum zu ertragende Geißel, und für die Angehörigen der weißen Rasse war ein Aufenthalt in diesen Ländern mit großen gesundheitlichen, oft tödlichen Gefahren verbunden. Bei rechtzeitiger und sachgemäßer Behandlung können wir heute mit den modernen chemotherapeutischen Mitteln alle durch Protozoen hervorgerufenen Tropenkrankheiten in kürzester Zeit heilen, wie z. B. die Malaria mit Atebrin oder Resochin, unter Umständen sogar in der kurzen Zeitspanne von 24 Stunden; ferner die unbehandelt stets tödlich verlaufende Schlafkrankheit mit Bayer 205, die Leishmaniasen durch Antimonpräparate, die alle in Deutschland in den Forschungsstätten der Farbenfabriken *Bayer* entwickelt wurden.

Die Chemotherapie hat uns aber auch die ersten synthetischen Präparate in die Hand gegeben, die bei bakteriellen Erkrankungen wirksam sind, nämlich die Sulfonamide, deren Entwicklung wir in erster Linie der Zusammenarbeit von *Domagk*, *Mietzsch* und *Klarer* zu verdanken haben.

Während des zweiten Weltkrieges ist in England von *Fleming* und *Flory* das Penicillin entdeckt worden, dem die Auffindung weiterer Antibiotika, wie des Streptomycins, Chloramphenicols, Aureomycins, Tetracyclins und anderer folgte.

Die Mehrzahl der von mir genannten Forscher hat für ihre Entdeckungen den Nobelpreis erhalten und somit die allgemeine Anerkennung gefunden.

Anscheinend haben wir im Kampfe mit den Krankheitserregern auf der ganzen Linie gesiegt und die Seuchen bezwungen. Bei entsprechender Organisation und finanziellen Hilfsmitteln sind wir heute dank der chemotherapeutischen Mittel imstande, fast alle Infektionskrankheiten mit Ausnahme der durch Viren bedingten zu heilen. Aber leider müssen wir immer wieder damit rechnen, daß bei der Vielgestaltigkeit des Lebens und den wechselseitigen Beziehungen zwischen den Erregern und dem menschlichen oder tierischen Organismus neue Krankheitsbilder in Erscheinung treten können.

Ein Beispiel einer solchen Möglichkeit ist der bereits vorhin erwähnte Hospitalismus, der heutzutage durch die therapieresistenten Staphylokokken hervorgerufen wird.

Mit Einführung der Antibiotika in die Therapie der bakteriellen Erkrankungen schien das Problem der Infekte durch Staphylokokken und andere Bakterien mehr oder weniger gelöst zu sein. Man war nicht nur in der Lage, jeden neu auftretenden Infekt durch eine zielgerichtete Therapie rechtzeitig zu kupieren, sondern konnte darüber hinaus durch eine entsprechende Prophylaxe einen zuverlässigen Schutz errichten.

Sehr bald, nachdem das Penicillin auf breiterer Basis angewandt wurde, traten die ersten therapieresistenten Staphylokokkenstämme in Erscheinung, die vor der antibiotischen Ära zu den größten Seltenheiten gehörten. Diesem Phänomen wurde anfangs keine allzu große Bedeutung beigemessen, weil die Auffindung neuer wirksamer Antibiotika schnelle Fortschritte machte und immer wieder neue, noch wirksamere Präparate auf dem Markt zu erhalten waren. Aber auch gegen diese neuen Antibiotika traten nach verhältnismäßig kurzer Zeit resistente Staphylokokkenstämme auf, die jetzt nun nicht mehr gegen ein, sondern gegen zwei, drei und mehr Antibiotika resistent geworden waren.

Bei diesem Wettlauf zwischen dem Auftreten der Resistenzzunahme und der Auffindung neuer Antibiotika droht uns die Gefahr, daß mit der Zeit auch die schärfste Waffe abgenutzt und stumpf wird und wir den Staphylokokken machtlos gegenüberstehen, ja in eine Lage versetzt werden, die sich verhängnisvoll auswirken könnte. Wie bedeutungsvoll diese Waffe heute ist, kann aus folgenden Zahlen abgeleitet werden: zu Beginn der Antibiotika-Ära, im Jahre 1943, wurden von der amerikanischen Industrie 13 kg Rohpenicillin produziert. Penicillin war damals das einzige Antibiotikum. Inzwischen ist die Zahl der Antibiotika ungeheuerlich gewachsen, aber Penicillin ist bis zum heutigen Tag das wichtigste Antibiotikum geblieben. Die Produktion der Antibiotika beträgt zur Zeit in der ganzen Welt schätzungsweise etwa 400 Tonnen.

In Erkennung dieser prekären Situation hat das Gesundheitsministerium von Neuseeland Vorschriften erlassen, welche die therapeutische Anwendung des heute noch wirksamen Mittels Erythromycin nur bei unmittelbarer Lebensgefahr gestatten. Ob mit derartigen bürokratischen Vorschriften die Gefahr gebannt werden kann, ist zu bezweifeln.

Ist es nicht tragisch, daß die Antibiotika, welche zu den größten Errungenschaften der modernen Medizin gehören und operative Eingriffe erlauben, die früher undenkbar waren, zu gleicher Zeit zu dieser mißlichen Situation beigetragen haben? Wir wissen heute noch nicht, wie wir diesen Zustand ändern können.

Dieses Beispiel zeigt in sehr überzeugender Weise, daß immer neue Aufgaben vor uns auftauchen, die gemeistert werden müssen.

Ich möchte deshalb meinen Vortrag mit den Worten *Alexander von Humboldts* schließen: „In dem wundervollen Gewebe des Kosmos, in dem ewigen Treiben und Wirken der lebendigen Kräfte führt jedes tiefere Forschen an den Eingang neuer Labyrinthe. Aber gerade diese Mannigfaltigkeit unbetretener, viel verschlungener Wege erregt auf allen Stufen des Wissens freudiges Erstaunen. Jedes Naturgesetz, das sich dem Beobachter offenbart, läßt auf ein höheres noch unbekanntes schließen. Mit wachsender Einsicht vermehrt sich das Gefühl von der Unermeßlichkeit des Naturlebens; man erkennt, daß dem kühnen wissenschaftlichen Eroberer auch nach Jahrtausenden nicht der Weltraum fehlen wird."

Diese Worte seien auch für uns Trost und Ansporn zugleich.

GPSR Compliance
The European Union's (EU) General Product Safety Regulation (GPSR) is a set of rules that requires consumer products to be safe and our obligations to ensure this.

If you have any concerns about our products, you can contact us on

ProductSafety@springernature.com

In case Publisher is established outside the EU, the EU authorized representative is:

Springer Nature Customer Service Center GmbH
Europaplatz 3
69115 Heidelberg, Germany

www.ingramcontent.com/pod-product-compliance
Lightning Source LLC
LaVergne TN
LVHW060146080526
838202LV00049B/4111